Dr Henri LOUYRIAC

DE LA

SYMPATHICECTOMIE

DANS LES

NÉVRALGIES FACIALES

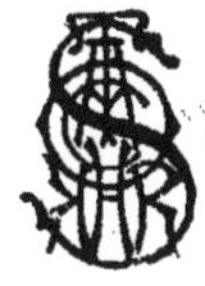

LYON

A. STORCK & C⁰, IMPRIMEURS-EDITEURS

8, Rue de la Méditerranée, 8

1905

Dᴿ Henri LOUYRIAC

DE LA

SYMPATHICECTOMIE

DANS LES

NÉVRALGIES FACIALES

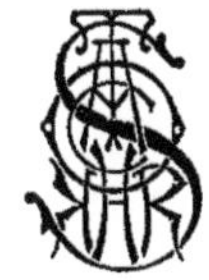

LYON

A. STORCK & Cⁱᵉ, IMPRIMEURS-EDITEURS

8, Rue de la Méditerranée, 8

1905

A MON PÈRE ET A MA MÈRE

A MA GRAND'MÈRE

A MA TANTE

A MES FRÈRES

A MES AMIS

A TOUS CEUX QUI ME SONT CHERS

A MON PRÉSIDENT DE THÈSE,

Monsieur le Professeur JÂBOULAY,

Professeur de Clinique chirurgicale à la Faculté de Médecine
de Lyon.

A MES MAITRES

DE BESANÇON ET DE LYON.

INTRODUCTION

En entreprenant ce travail nous avons eu pour but de rechercher comment se présente actuellement la résection du sympathique cervical, considérée comme moyen de traitement de la névralgie faciale.

Nous n'avons certes pas la prétention de tirer des conclusions rigoureuses et définitives de l'examen de cette question. Mais, quelque récent que soit l'emploi d'une telle intervention contre la névralgie du trijumeau, il nous a paru que les observations déjà connues pourraient permettre, par leur nombre et l'ancienneté de quelques-unes, de dresser pour ainsi dire le bilan de l'opération. Dans ces quelques pages nous nous efforcerons de le faire avec conscience, sinon avec succès. En faveur de celle-là que l'on veuille bien nous pardonner le défaut de celui-ci.

Voici le plan auquel nous nous sommes arrêté.

Tout d'abord, après un court exposé historique, nous rechercherons comment l'intervention que nous étudions peut se justifier par l'état actuel des connaissances anatomiques et physiologiques sur le sympathique cervical, considéré spécialement dans ses rapports avec la cinquième paire. Nous ferons appel également à l'expérimentation. Nous essaierons de montrer, grâce à ces diverses données, ce qu'on peut prévoir et espérer, au moins théoriquement, de la section du sympathique cervical.

En second lieu, nous relaterons les différentes observations que nous avons pu recueillir.

Enfin, dans une dernière partie, nous tâcherons de dégager les résultats de cette étude, les indications de l'opération, une appréciation de son efficacité et de sa valeur thérapeutique, comparativement aux autres traitements chirurgicaux proposés contre la névralgie faciale.

Nous terminerons en exposant les conclusions qui nous paraissent légitimement découler de ces diverses considérations.

Avant d'aborder cette étude, nous tenons à remercier M. le professeur Jaboulay, qui a bien voulu accepter la présidence de notre thèse; nous l'assurons de notre respectueuse gratitude pour le grand honneur qu'il nous fait.

M. le Dr Pinatelle, moniteur de clinique chirurgicale, nous a donné l'idée de ce travail. Sa bienveillance et ses conseils éclairés ne nous ont pas fait défaut. Nous le prions d'accepter nos sincères remerciements.

Qu'il nous soit permis d'exprimer ici notre reconnaissance à M. le Dr A. Chipault ; il nous a très obligeamment communiqué, avec nombre de ses travaux déjà connus, des observations et des aperçus inédits, qu'il nous a autorisé à publier.

HISTORIQUE

Le diagnostic de la névralgie faciale se fait d'emblée ; mais la première difficulté consiste à rapporter le symptôme névralgie à sa véritable cause, qu'elle soit d'origine toxique, palustre, rhumatismale, de nature organique, syphilitique, ou se rattache à une carie dentaire par exemple.

Cependant la connaissance de cette origine peut donner, et donne en effet des renseignements précieux pour la direction à imprimer au traitement qui devra, comme première indication, tendre à combattre cette cause. C'est ainsi que l'avulsion d'une dent cariée peut amener la guérison d'une névralgie dentaire (et les observations montrent que certains malades n'hésitent pas à admettre cette interprétation) ; de même le sulfate de quinine arrive à prévenir l'accès névralgique si celui-ci est une manifestation de l'intoxication paludéenne.

On connaît ces données étiologiques ; mais en dehors de ces quelques cas classiques où l'on peut faire à bon marché un traitement curatif, le plus souvent on est réduit, dans la névralgie faciale dite essentielle, au traitement palliatif, au traitement de la douleur. Il est d'ailleurs amplement justifié par son efficacité contre les douleurs atroces, les accès répétés et prolongés, le caractère persistant et rebelle de certaines de ces névralgies. A ce point de vue, nous pouvons très simplement distinguer des cas bénins et des cas graves.

La thérapeutique médicale fournit, dans les premiers, des moyens variés et d'une efficacité généralement suffisante, au moins pour la sédation de l'accès. Nous ne ferons qu'énumérer rapidement les préparations opiacées, la quinine, l'antipyrine, le chloral, les bromures, l'application locale d'anesthésiques : solution de cocaïne, eau chloroformée, enfin les révulsifs : petits vésicatoires volants, ignipuncture.

Mais dans les cas graves, l'inefficacité désespérante des procédés précités, et, comme nous le verrons plus loin, la connaissance de plus en plus précise du rôle des conducteurs et des centres nerveux dans la pathogénie des douleurs périphériques ont amené les chirurgiens à intervenir sur les nerfs eux-mêmes et les centres pour combattre la névralgie faciale. Le patient rapporte, en effet, à la périphérie toute douleur due à une lésion siégeant en un point quelconque de la portion du système nerveux qui préside aux fonctions de cette région périphérique : et nous voulons parler aussi bien du conducteur nerveux lui-même que de ses origines. noyaux centraux dont il émane ou dont il reçoit des filets anastomotiques.

Sans nous étendre plus longuement sur ce point

particulier, nous pouvons faire remarquer que c'est là le principe qui a conduit la thérapeutique chirurgicale à pratiquer sur le trijumeau des interventions de plus en plus graves, mais aussi de plus en plus efficaces, en des points de plus en plus rapprochés des origines de ce nerf.

L'élongation des branches périphériques du trijumeau, leur section, leur excision, leur résection ou arrachement aux points d'émergence facilement atteints sous les téguments, sont des opérations aisément praticables et sans danger. Mais leur succès est bien variable.

Au point de vue de l'innocuité et de la facilité, il n'en est plus de même pour la recherche et la résection des ganglions annexés aux trois grandes branches de la V⁰ paire, ou de ces branches elles-mêmes. Et les résultats n'en sont guère plus constants.

Quant à la résection du ganglion de Gasser, c'est une opération dont la gravité est connue ; bornons-nous à la signaler ici, nous réservant de revenir sur tous ces points avec plus de détails dans la comparaison que nous ferons des différents procédés de chirurgie nerveuse mis en œuvre contre la névralgie faciale.

Du moins, cette opération a-t-elle les avantages d'une cure radicale ? Il n'en est rien malheureusement. Ici encore, et même lorsqu'une rémission assez durable des douleurs donne au malheureux malade l'espoir d'une guérison définitive, la récidive survient assez fréquemment.

En somme, le traitement chirurgical de la névralgie faciale ne comprenait, il y a quelques années, que
des interventions directes sur le trijumeau, ses
branches et leurs annexes ganglionnaires; de ces
interventions, les unes, peu graves, avaient peu d'efficacité; la dernière, quoique plus efficace, ne l'était
pas absolument et présentait des dangers.

C'est à cette époque que fut proposé d'intervenir
sur le sympathique cervical, pour obtenir des opérations plus simples, mais au moins aussi efficaces.

La sympathicectomie avait été employée déjà contre
l'épilepsie. M. le professeur Jaboulay l'avait pratiquée,
le premier, contre la maladie de Basedow et pour
l'amélioration de la vision éloignée. C'est à lui également
ment que revient l'idée première d'en faire un traitement de la névralgie faciale (1), au même titre que
la résection des branches du trijumeau ou du ganglion de Gasser.

La première opération dans ce but (M. Jaboulay)
date du 22 février 1899 (obs. I). Le malade fut
présenté à la Société de chirurgie de Lyon le
9 mars 1899 (2). Puis Cavazzani (de Venise, 27 novembre 1899) (3). Chipault (4), firent connaître
des observations. En juillet 1900, J. Termier,
dans sa thèse (5), publiait dix cas de résection

(1) TERMIER, thèse de Lyon. — P. DELBET, *Bull. et Mém. Soc. de chir.
Paris*, t. XXXI, n° 27, 1er août 1905.

(2) *Prov. Méd.*, 25 mars 1899; *Lyon Méd.*, 28 mars 1899; *Rev. de
Chir.*, t. XX, septembre 1899, p. 357.

(3) *Rivista Venete di scienze mediche*, 15 février 1900.

(4) *Ac. de méd.*, 19 mai 1900.

(5) J. TERMIER, thèse de Lyon 1900. *Cont. à l'étude de la chir. du
symp. dans les névral. et synd. douloureux.*

du ganglion cervical supérieur dans la névralgie faciale.

Nous avons pu recueillir et joindre aux précédentes dix-sept observations nouvelles, communiquées depuis cette époque par MM. Jaboulay, Chipault, Poirier, Delbet, Delagénière, Cavazzani. Trois seulement, dues à ce dernier, nous sont offertes par la littérature médicale étrangère; l'une d'elles est déjà relatée dans la thèse de Termier.

En même temps, nous faisons connaître, pour certains malades dont nous avons pu avoir des nouvelles, les résultats éloignés de l'opération, jusqu'à près de sept ans pour l'un d'eux.

CHAPITRE PREMIER

FONDEMENTS THÉORIQUES DE L'INTERVENTION

Nous avons maintenant à examiner l'ensemble des faits par lesquels la sympathicectomie est justifiée comme traitement de la névralgie faciale. Comment expliquer, en effet, l'action du sympathique dans un syndrôme morbide constaté sur une région qui correspond à la distribution des branches du trijumeau ?

De tous les nerfs de la vie de relation, émis directement par l'axe cérébro-spinal, c'est la cinquième paire qui possède avec le système grand sympathique les connexions les plus nombreuses et les plus intimes, à l'exception toutefois du pneumogastrique.

De quelles sources, par quelles voies et en quels points lui parviennent les filets nerveux qui assurent ces connexions, c'est ce que nous allons rappeler brièvement.

Il convient tout d'abord de remarquer les dispositions du trijumeau, les ganglions annexés à ses trois branches, et qui lui donnent une physionomie bien particulière. La nature sympathique de ces ganglions est d'ailleurs aujourd'hui reconnue, si bien qu'on a pu les grouper et les décrire sous le nom de « sympathique céphalique » (1).

Le ganglion de Gasser reçoit deux ou trois rameaux venant du ganglion cervical supérieur par le plexus caverneux.

Peu après leur sortie du ganglion de Gasser, les trois branches du trijumeau reçoivent des filets anastomotiques, issus du même plexus ; cette anastomose toutefois n'est certaine et constante que pour l'ophtalmique.

Au niveau de ses branches terminales les ganglions ophtalmiques, sphéno-palatin et otique qui font, nous l'avons vu, partie du sympathique, fournissent au trijumeau de nouvelles connexions avec ce dernier système.

Toutes les fibres que nous venons d'énumérer aboutissent au tronc ou à la périphérie de la cinquième paire. Ce ne sont pas là les plus nombreuses ; d'autres constituant la majorité de ses fibres sympathiques, lui viennent de ses origines radiculaires bulbo-protubérantielles. La section expérimentale de la racine inférieure ou spinale du trijumeau dans le bulbe lui-même (Duval et Laborde) entraîne sur le côté correspondant de la face (chez le lapin) des troubles sensitifs et trophiques analogues à ceux qui suivent la section du trijumeau au-dessus du ganglion de Gasser : il y a donc lieu d'admettre que les fibres dont dépendent ces troubles ont leurs cellules d'origine dans une région s'étendant du premier nerf

(1) Cunéo, Soulié, in *Anatomie* de Poirier.

cervical à l'entrecroisement des pyramides et répondant aux origines réelles de la racine spinale du trijumeau.

De ces sources que nous pouvons nommer extrinsèques, résulte en somme pour le trijumeau une grande richesse en fibres sympathiques ; elles lui appartiennent sans doute en raison de son rôle vaso-moteur et sécrétoire (larmes, salive...) et des fonctions sensitives qu'il remplit pour la face, le globe oculaire, les paupières, les fosses nasales et la bouche.

Il paraît naturel d'admettre une participation du sympathique à la névralgie et sans aucun doute on peut lui attribuer certains symptômes de cette affection : congestion, œdème, pâleur des téguments, battements vasculaires (troubles vaso-moteurs), troubles trophiques de la peau et des poils, exagération des sécrétions salivaire, pituitaire, lacrymale (troubles sécrétoires).

Tous ces troubles sympathiques sont d'ailleurs beaucoup plus marqués et fréquents dans la névralgie faciale que dans les autres névralgies.

Le sympathique cervical et le trijumeau sont donc étroitement unis anatomiquement ; ils le sont aussi dans leur rôle physiologique. La section du sympathique cervical chez les animaux, comme celle du trijumeau en amont du ganglion de Gasser, amène des troubles trophiques (1) : ulcérations de la lèvre inférieure, lésions de la conjonctive et de la cornée. Cette même section chez l'homme amène des lésions

(1) Morat et Doyon, *C. R. Acad. des Sciences*, t. CXXV,

du même ordre ; la congestion de l'œil persiste souvent longtemps après l'intervention.

La section du sympathique a donc une action sur les filets de ce système qui accompagnent le trijumeau. On peut d'ailleurs s'en convaincre également par l'étude des dégénérescences qui la suivent. Après section au-dessus du ganglion cervical supérieur, les branches situées au-dessus de lui, par exemple celles qui vont au trijumeau, sont atrophiées, leur centre trophique étant dans ce ganglion ; c'est l'effet que produit la résection du ganglion cervical supérieur sur les filets anastomotiques destinés à la cinquième paire.

Mais il y a plus : cette même résection agit dans la moelle et le bulbe, au niveau des origines du trijumeau ; il y a disparition d'un centre sympathique spinal situé entre les cinquième et sixième racines cervicales (1).

On peut se demander si toutes les cellules nerveuses altérées sont sympathiques, ou si la chromatolyse est due à des modifications vasculaires et porte sur des cellules d'un autre ordre. En d'autres termes : l'atrophie est-elle due à un trouble neurotrophique, ou à un trouble circulatoire ? La question n'est pas résolue.

La résection du ganglion cervical supérieur paraît donc en somme un procédé puissant. En outre, il semble légitime de penser que son action puisse être utilisée contre la névralgie du trijumeau en se rappelant : au point de vue anatomique, confirmé par

(1) HUET, Amsterdam, 1898.

l'expérimentation (dégénérescences), combien la cinquième paire renferme de fibres sympathiques lui venant soit de ses racines, soit du sympathique cervical par les anastomoses aboutissant en divers points de son trajet ; au point de vue physiologique et pathologique, combien la névralgie faciale présente de symptômes sympathiques.

A quoi rapporterons-nous l'effet curatif de l'intervention étudiée ? Les modifications circulatoires sont incontestables, mais nous pensons qu'il faut surtout attribuer le résultat à l'atrophie consécutive du trijumeau et de ses annexes, atrophie qui se concilie mieux avec ce que nous verrons de la marche, lente en général, de l'amélioration.

CHAPITRE II

OBSERVATIONS

Nous allons à présent rapporter les observations que nous avons pu nous procurer sur le sujet que nous étudions.

Quand cela nous a été possible, nous avons complété les observations anciennes par des renseignements de date récente.

OBSERVATION I (M. Jaboulay) (1)

Claude B..., âgé de soixante ans, tonnelier, entré à l'Hôtel-Dieu le 20 février 1899.

Il a toujours été bien portant ; il ne présente dans ses antécédents ni syphilis, ni impaludisme, ni alcoolisme.

Il y trois ans, débuta chez lui une névralgie faciale gauche, contre laquelle le traitement médical a été impuissant. Elle occupe actuellement la sphère des nerfs ophtalmique et maxillaire supérieur ; points sus et sous-orbitaires, point malaire.

Le malade n'a jamais eu d'herpès ; ses cheveux sont

(1) In thèse Termier, 1900, obs. XIX.

tombés, sa barbe a blanchi un peu depuis trois ans. Les sillons de la moitié gauche de la face sont moins accusés que ceux de la moitié droite.

Pendant les crises on observe du larmoiement, de la rougeur de la conjonctive, une augmentation de la sécrétion nasale.

Le 22 février 1899, résection du ganglion cervical supérieur du grand sympathique.

L'amélioration est rapide. Le malade part le 16 mars. Sa guérison est complète à ce moment.

On constate qu'elle s'est maintenue un an et demi après l'intervention.

Renseignements récents (1). — La guérison s'est maintenue complète pendant vingt-quatre à trente mois après l'intervention. Mais à partir du milieu de 1901, les douleurs sont revenues sous forme de crises durant une huitaine de jours et séparées par des intervalles de trois ou quatre mois, mais le malade ajoute que les douleurs étaient bien moins fréquentes qu'avant l'opération, et surtout bien moins vives, très supportables.

Cet état se prolongea jusqu'à la présente année 1905, où le malade souffre presque continuellement, mais de douleurs si bénignes qu'il n'a pas à interrompre son travail de tonnelier.

A la date du 15 novembre 1905, soit six ans et neuf mois après l'intervention, il signale une augmentation d'intensité des douleurs depuis six semaines ; mais elles lui permettent toujours de continuer son métier, et, somme toute, sont bien moins violentes qu'avant l'opération.

OBSERVATION II (M. JABOULAY) (2)

Claude P..., cinquante-neuf ans, teinturier, entré le 31 mars 1900.

(1) Recherche personnelle.
(2) In thèse de Termier, 1900, obs. XX.

Père et mère morts âgés, en bonne santé pendant leur vie,
Une sœur morte de couches. Lui-même a été marié trois fois ;
de chaque mariage il a un enfant bien portant ; sa femme est
en bonne santé. Il n'a pas eu de maladies graves ; ni syphilis,
ni alcoolisme, ni paludisme, ni douleurs rhumatismales.

Il souffre d'une névralgie faciale gauche, dont le début.
qu'il attribue à un « coup de froid ». remonte à quatre ans
et demi. En 1896, on pratique l'élongation des nerfs sus et
sous-orbitaires ; elle eut un bon résultat, mais la récidive
survint treize mois après

A l'arrivée du malade on constate que la peau de la face
n'offre pas de changement de coloration ; pas d'œdème, ni
d'hypersécrétion nasale ou salivaire. La crise débute par les
dents supérieures gauches, qui sont saines. et de là s'irradie
à la joue.

Le 2 avril 1900, résection du ganglion cervical supérieur du
sympathique. Elle est suivie d'une douleur assez vive dans
la nuque et la région occipitale (M. Jaboulay l'a vue se produire deux fois après sympathicectomie) qui cesse au bout
de quelques jours ; de diminution de la fente palpébrale et de
myosis à gauche ; de léger œdème de la moitié gauche de la
face. La névralgie diminue rapidement et cesse. Le malade
part le 16. Il offre encore un peu de rétraction du globe oculaire et de congestion de la conjonctive.

La guérison s'est maintenue, deux mois et demi après.

Renseignements récents (1). — La fille de P..., par une
lettre du 10 novembre 1905, nous apprend qu'il est mort six
mois après l'opération, « d'une maladie de cœur, avec beaucoup d'albumine, et à la fin un transport au cerveau ». Les
douleurs auraient reparu trois mois après l'opération, surtout réveillées par la mastication.

(1) Recherche personnelle.

OBSERVATION III (M. Jaboulay) (1).

Jean P..., soixante-quatorze ans, cordonnier, entré le 13 novembre 1899. Père mort très âgé. Mère morte après dix opérations pour tumeur récidivante (sarcome probable). Un frère mort d'affection inconnue.

Lui-même n'a pas eu de maladie grave ; dans sa jeunesse, un chancre mou et une blennorragie, mais pas de syphilis probable. Ni impaludisme, ni alcoolisme. Il souffre d'une névralgie faciale datant de trente ans, ayant débuté, dit-il, après un refroidissement.

En 1880 et 1881, section des nerfs sus et sous-orbitaires (Létiévant) ; suit une amélioration temporaire, puis récidive.

A l'entrée, le malade présente le syndrôme « tic douloureux ».

Le 16 novembre 1899, résection du ganglion cervical supérieur. Elle est suivie d'une amélioration. Le malade sort le 14 février 1900.

L'amélioration persiste sept mois après l'intervention.

OBSERVATION IV (M. Jaboulay) (2).

Jean A..., quarante-trois ans, entré en octobre 1899.

A l'âge de cinq ans, il reçut par accident un coup de couteau dans l'œil gauche. Cet œil fut perdu (plus tard l'œil droit fut menacé). A l'âge de quatorze ans, rougeole. Il est marié. Sa femme est en bonne santé ; sept enfants vigoureux. Il souffrit des dents ; paludisme douteux ; ni syphilis ni rhumatisme. Il y a environ dix ans, débute chez le malade une névralgie faciale gauche, d'abord limitée à un point dentaire, mais qui s'étendit progressivement. Le 3 avril 1897, élongation des nerfs sus et sous-orbitaires et lacrymal ; pas d'amélioration.

(1) In thèse de Termier, obs. XXI.
(2) In thèse de Termier, obs. XXII.

. Dans le même mois, résection du ganglion de Meckel, suivie d'une rémission presque complète de deux ou trois mois. Puis récidive.

Le 6 juin 1899, incisions pour sectionner les filets, peut-être régénérés, des nerfs sus et sous-orbitaires, mais sans résultat.

Actuellement la névralgie s'est étendue aux trois branches du trifacial gauche. Pendant les crises, les muscles de la moitié gauche de la face sont agités par des mouvements convulsifs ; on constate en outre de la congestion des téguments, du larmoiement, mais pas d'hypersalivation.

Le 26 octobre 1899, résection du ganglion cervical supérieur. Amélioration.

L'amélioration persiste huit mois après.

OBSERVATION V (M. Jaboulay) (1)

Jean-Baptiste B..., soixante et onze ans, cultivateur. Entre le 9 août 1899.

Sa santé habituelle est bonne. Il est marié, a deux enfants en bonne santé. Il reçut, il y a trois ans un coup de pied de mulet lui cassant trois dents à droite. Il tend à attribuer à cet accident sa névralgie faciale droite qui date de deux ans.

A son entrée, le malade accuse une souffrance sourde continuelle et des douleurs paroxystiques ; les points malaire, sus et sous-orbitaires sont douloureux à la pression.

Le 9 août 1899, section du nerf sous-orbitaire, faradisation et résection du ganglion cervical supérieur droit. Pendant l'électrisation on constate de l'exophtalmie avec dilatation pupillaire, de l'augmentation de la sécrétion sudorale dans la moitié droite de la face et, quoique le ganglion ait été isolé, des contractions des muscles du cou, de l'épaule, de la langue ; l'action est peu marquée sur le cœur, dont les pul-

(1) In thèse de Termier, obs. XXIII.

sations semblent toutefois un peu plus amples et plus rapides. Les jours suivants, amélioration progressive conduisant à la guérison B..., part le 18 août.

La guérison complète persiste dix mois après l'intervention.

OBSERVATION VI (M. Jaboulay) (1)

Marie-Clémence G..., cinquante-sept ans, entrée le 17 mars 1900.

Rien à relever dans les antécédents héréditaires. Santé bonne ; elle a été réglée à quinze ans ; ménopause vers quarante-cinq ans. Mariée à vingt-sept ans, elle a eu deux enfants, morts en bas âge, « de convulsions », dit-elle. Ni paludisme, ni syphilis, ni alcoolisme. La malade souffre d'une névralgie faciale gauche datant de trois ans. Après exposition à un courant d'air, elle eut une crise douloureuse qu'elle attribua à un rhumatisme et qui céda à un vésicatoire. L'avulsion des dents gauches n'eut aucun résultat. L'antipyrine, la morphine n'amenèrent qu'une sédation passagère.

A son entrée, les crises s'étendent à toute la moitié gauche de la face ; dans cette région, les téguments sont rouges, congestionnés ; augmentation des sécrétions lacrymale et salivaire. Les douleurs s'irradient dans la nuque et l'épaule. Entre les crises subsiste un endolorissement.

Le 19 mars 1900, élongation, arrachement des nerfs sus et sous-orbitaires et dentaire inférieur, sans résultat utile ; cependant il s'ensuit de l'anesthésie. Le 24 mars 1900, résection du ganglion cervical supérieur. En peu de temps se produit une amélioration considérable. La malade sort le 9 avril. Les crises sont moins intenses ; elles se produisent plus rarement, et plutôt le soir, à l'occasion d'une irritation quelconque.

(1) In thèse de Termier, observation XXIV.

Renseignements récents (1). — Le 14 novembre 1905, la malade écrit que l'amélioration n'a pas été durable ; actuellement, cinq ans et huit mois après l'intervention, les douleurs sont violentes, surtout, ajoute-t-elle, « au changement de saison ».

`OBSERVATION VII (M. Jaboulay) (2)

M. R..., religieuse, cinquante et un ans. Entrée le 14 mai 1900.

La malade n'accuse, comme affection antérieure, qu'une bronchite légère, il y a vingt ans. Elle présente une névralgie faciale droite datant de cinq ans. Les douleurs débutèrent par la nuque, puis envahirent progressivement la face ; après la ménopause (il y a quatre ans), elles présentèrent une diminution momentanée.

Aucun médicament n'a eu d'efficacité, sauf une solution de cocaïne, qui, tenue dans la bouche, amenait un engourdissement.

A l'entrée, la moitié droite de la face paraît plus grande que la gauche ; la commissure droite plus haute que la gauche. Pendant la crise, l'œil droit est larmoyant, la face rouge, tendue.

Le 18 mai 1900, résection du ganglion cervical supérieur. Le tronc isolé est faradisé ; on observe de la dilatation pupillaire et des mouvements rythmiques du trapèze et du sterno-mastoïdien.

Les douleurs font place à un engourdissement. Amélioration progressive. La malade sort le 31 mai.

Le 22 juin, l'amélioration s'est maintenue : disparition des douleurs dans le domaine des nerfs maxillaires supérieur et inférieur ; mais persistance du point mentonnier.

(1) Recherche personnelle.
(2) In thèse de Termier, observation XXV.

Renseignements récents (1). — L'amélioration s'est maintenue deux ans, sauf quelques intervalles qui ne duraient pas plus de huit à quinze jours. Au bout de ces deux ans, en 1902, les douleurs sont revenues très fortes (la malade attribue ce retour à l'air très vif d'une nouvelle résidence) pendant quatre à cinq mois, entre juillet et décembre. Puis vinrent six mois de répit. Au printemps suivant, nouveau retour des crises qui durent deux ans, pendant lesquels les accès sont aussi fréquents qu'avant l'opération, mais moins prolongés et moins douloureux. Enfin, depuis le dernier mois d'août, les douleurs ont beaucoup diminué; mais le point mentonnier persiste, et la malade est encore obligée de faire usage de cocaïne chaque fois qu'elle a un repas à prendre. ,

En somme, la malade déclare que son état a été amélioré, Cette amélioration a été bien diminuée pendant environ deux ans et demi. Mais actuellement (11 novembre 1905), elle se maintient, cinq ans et demi après l'intervention.

OBSERVATION VIII (M. Jaboulay) (2)

A. O..., terrassier, soixante-six ans ; entre le 8 mai 1900. Névralgie faciale gauche datant de quinze ans.

Au bout de sept ans, en 1892, section du nerf sous-orbitaire (Dorcel); les douleurs sont calmées pendant un an.

En 1893, extirpation du nerf dentaire inférieur (M. Jaboulay); cessation des douleurs pendant quelques mois.

En 1894, résection intra-crânienne du nerf maxillaire inférieur à sa sortie du ganglion de Gasser ; grand soulagement pendant trois ans, puis les douleurs reviennent, progressivement croissantes.

A l'entrée, en dehors des crises, il subsiste un engourdis-

(1) Recherche personnelle.
(2) In thèse de Termier, observation XXVI.

sement généralisé à toute la moitié gauche de la face. Le rebord alvéolaire supérieur gauche est particulièrement sensible.

Le 12 mai 1900, faradisation du tronc sympathique et résection du ganglion cervical supérieur et d'une partie de la chaîne.

Les crises disparaissent. Le malade sort le 27 mai.

OBSERVATION IX (M. Jaboulay) (1)

Pierre P..., soixante-trois ans, est un impaludique de longue date. Toutefois, dans les dernières années, il n'a pris qu'un petit nombre d'accès fébriles, un ou deux par année au maximum, traités régulièrement par la quinine d'ailleurs.

Le malade souffre d'une névralgie du trijumeau datant de quatre ans. La douleur, modérée au repos, devenait intolérable au moindre effort de mastication. D'abord discontinue, survenant sous forme d'accès espacés de mois en mois, cette douleur était constante dans la dernière année. La nutrition en avait souffert, le malade avait maigri notablement.

Différents analgésiques, notamment la quinine et l'antipyrine, n'avaient pas donné de résultats appréciables, non plus que l'avulsion de toutes les molaires supérieures gauches.

Le 20 octobre 1900, résection du ganglion cervical supérieur gauche du sympathique, par M. Jaboulay.

Pendant deux mois, pas de changement notable ; les douleurs étaient presque aussi vives qu'avant. Au bout de ce laps de temps, elles commençaient à diminuer, et le 1er janvier 1901, elles avaient disparu presque totalement. Depuis ce moment, la mastication est devenue possible.

Six mois après l'opération, l'état du malade est prospère, il a engraissé de 4 kilos. Il existe encore un peu de sen-

(1) Obligeamment communiquée par M. le Dr Gauthier, chef de clinique chirurgicale.

sibilité à la pression des points d'émergence des nerfs maxillaire supérieur et inférieur, mais la douleur à la mastication a disparu tout à fait.

A noter, comme conséquences de la section du sympathique, une légère diminution de la fente palpébrale, un peu d'enfoncement du globe oculaire et du myosis bilatéral, mais plus accentué à gauche. Il semble aussi que la joue gauche soit bouffie et un peu colorée par rapport à la droite.

Résultats éloignés. — Pendant l'automne de 1901, le malade a une seule crise, peu douloureuse, durant dix minutes. Il n'en présente plus et meurt de pneumonie le 31 mars 1902.

En somme, la guérison s'est maintenue pendant dix-sept mois après l'opération.

OBSERVATION X (M. Jaboulay) (1)

Françoise B..., femme G..., cinquante-quatre ans, entrée le 27 septembre 1905. Père mort à soixante-quinze ans ; mère morte à trente-six ans d'une maladie de foie.

La malade a été réglée à quinze ans, et l'est encore ; elle ne signale aucune affection dans son enfance ; mariée à dix-sept ans, elle eut trois filles, un garçon ; elle ne donne pas de renseignements précis sur deux de ses filles mortes jeunes, celle qui survit est en bonne santé ; son fils est mort d'accident. Elle fit une fausse couche suivie d'une péritonite. La malade commença à présenter des crises d'épilepsie il y a une dizaine d'années, elle les attribue à des chagrins. Malgré différents traitements médicaux, les crises se succédaient tous les deux ou trois jours, surtout au moment des règles.

A son entrée, elle souffre d'une névralgie trifaciale gauche, dont le début remonte au moins à deux ans, et dans laquelle l'emploi de l'antipyrine n'a donné aucun résultat. Elle devint plus douloureuse pendant l'été dernier ; les crises arrivaient

(1) Observation inédite.

à se répéter d'heure en heure plusieurs heures par jour. Elles étaient spontanées, et la malade n'a pas remarqué que la mastication, les sensations de froid, les aient amenées plus fréquemment. On constate- du larmoiement, mais pas d'hypersécrétion salivaire ni nasale.

Le 12 octobre 1905, M. Jaboulay pratique la résection du ganglion cervical supérieur. Après l'opération, léger rétrécissement de la fente palpébrale. Myosis. Injection de la conjonctive.

Les douleurs cessent immédiatement. La malade sort le 22 octobre. Revue un mois après l'intervention, la malade déclare n'avoir plus souffert de sa névralgie. La fente palpébrale est rétrécie, le myosis est très léger. La malade, déjà myope, dit qu'elle voit «trouble » de l'œil gauche.

Plus de crises épileptiques. Elle prend d'ailleurs du bromure.

OBSERVATION XI (A. Chipault) (1)

Homme, soixante ans. Névralgie faciale rebelle, grave, progressive, datant de trente-trois ans, plus marquée sur le territoire du nerf maxillaire supérieur.

Le traitement médical (surtout opium, sulfate de quinine) n'a aucun succès.

Résection du ganglion cervical supérieur en avril 1900. Disparition de la douleur quarante-huit heures après l'opération. Il ne subsiste qu'une insignifiante sensation de chaleur à la gencive.

Quelques jours après, rechute, mais avec moins d'intensité. Cette rechute ne fut que passagère durant environ un mois (2).

Renseignements récents (3). — Malade suivi aujourd'hui cinq ans et demi avec guérison complète persistante.

(1) *Académie de médecine*, 19 mai 1900. Citée in thèse de TERMIER, obs. XXVIII.

(2) A. CHIPAULT *Tr. de neurol. chirurg.* 1901, 3-4.

(3) A. CHIPAULT, inédit.

OBSERVATIONS XII et XIII (Chipault)

Névralgie faciale. Résection du ganglion cervical supérieur en 1900. Chez les deux malades souffrant depuis des années, guérison puis rechute post-opératoire passagère durant un mois à un mois et demi. Revus dix-huit et dix-sept mois après l'opération, en décembre 1901, les deux opérés ne souffrent plus, sauf de temps en temps quelques douleurs insignifiantes au niveau du trou dentaire inférieur (1).

L'un des deux malades, revu au bout de deux ans et demi, est guéri. Pour l'autre, insuccès définitif (2).

OBSERVATIONS XIV, XV et XVI (Chipault) (3)

Ces observations concernent « trois opérés dont deux en 1903 et un récent. Même évolution post-opératoire que ci-dessus pour les trois, dont la guérison persiste.

« A l'un, le plus ancien des trois, avait été faite un an et demi avant une résection intra-crânienne des trois branches à gauche, sans résultat.

« Au second, j'avais fait une extirpation du dentaire infé-rieur avec résultat pendant six mois.

« Le troisième, récent, n'avait jamais été opéré. »

OBSERVATION XVII (H. Delagénière, du Mans) (4)

M..., ouvrière, trente-neuf ans. Névralgie faciale durant depuis plus de dix ans, combattue sans succès par les traite-ments classiques. La douleur est continuelle avec des

(1) A. Chipault, *Trav de neurol. chirurg.*, 1901, 3-4.
(2) A. Chipault, inédit.
(3) Observations inédites,
(4) H. Delagénière. *Tr. de neur. chirurg.*, 1901, n° 2.

périodes d'exacerbation durant plusieurs mois, où la parole, la mastication provoquent des crises intolérables.

La malade ne pouvant ni prendre de repos, ni s'alimenter, est amaigrie. Tic au niveau de la commissure droite, d'où la douleur s'irradie sur les différentes branches du trijumeau droit. Point douloureux par pression sur le trajet du nerf buccal seulement. Œil droit un peu larmoyant.

Le 11 juin 1900, résection du ganglion cervical supérieur du sympathique et du nerf buccal; avulsion de plusieurs racines dentaires.

Les douleurs cessent immédiatement, mais bientôt la malade éprouve de petites douleurs rapides dans le maxillaire inférieur. Le 20 octobre, elles augmentent d'intensité; lancées douloureuses sur le trajet des nerfs dentaires. La quinine procure une amélioration. La malade continue à souffrir par moments.

Revue le 12 mars 1901, elle a meilleure mine. L'œil droit paraît rétracté, sans troubles de la vision cependant. Il paraît y avoir une amélioration progressive.

OBSERVATION XVIII (H. Delagénière) (1)

Mme P..., soixante-dix-huit ans. Névralgie rebelle du trijumeau droit durant depuis douze ans. Tous les traitements médicaux ont échoué.

La malade ne peut dormir et s'alimente à peine. Douleur continuelle. Face grimaçante ; œil droit à demi fermé. Deux points douloureux, l'un devant l'oreille, sur le trajet de l'auriculo-temporal, l'autre dans la bouche. sur le trajet du buccal.

Le 18 septembre 1900, résection du ganglion cervical supérieur, de l'auriculo-temporal, excision du nerf buccal.

La douleur cesse, la malade paraît guérie au bout de deux jours. Mais dans la nuit du quatrième jour, apparaît une

(1) *Tr. de Neurol. chirurg.*, 1901, n° 2.

vive douleur au niveau du sous-orbitaire. Ce point reste douloureux, les crises reparaissent.

Le 24 septembre, résection du nerf sous-orbitaire. Les crises cessent jusqu'en novembre, puis reparaissent très intenses, mais se calmant à l'aide d'injections de morphine.

Le 8 mars 1901, on constate que le résultat définitif n'est pas favorable ; après des alternatives de mieux et de pire, les douleurs sont revenues depuis huit jours, presqu'aussi intenses qu'auparavant, par accès fréquents, empêchant le sommeil, réveillées par la parole, la toux, la mastication. La morphine paraît les calmer.

OBSERVATION XIX (Poirier) (1)

Homme, cinquante-trois ans. Névralgie faciale droite datant de sept ans. Les dents du maxillaire supérieur droit, puis du gauche ont été enlevées sans résultat. Puis traitement médical. L'affection offrit des alternatives : douleurs atroces pendant trois mois, puis accalmie de deux ans ; — il y a quatre ans, crises douloureuses pendant un mois ; — puis accalmie de trois ans ; — il y a cinq semaines les crises revinrent plus intenses et plus fréquentes. A son arrivée, le malade présente une vingtaine de crises par vingt-quatre heures, surtout diurnes ; leur durée varie de quelques minutes à une heure. Tic douloureux de la face. Un traitement médical (extrait d'opium, lavements, purgations) a amené une amélioration. Le 16 décembre 1902, ablation du ganglion cervical supérieur, coupé au ras du trou déchiré (Poirier).

Amélioration progressive : — une crise en janvier 1903, une en février ; il n'y en a plus eu jusqu'au 1ᵉʳ juillet.

Donc, grande amélioration persistant à six mois de l'intervention.

(1) *Bull. et Mém. de la Soc. de Chir. de Paris*, t. XXIX, 1903, p. 769.

Renseignements récents (1). — Le même malade n'a plus que de temps en temps quelques petits étourdissements douloureux. Le bon résultat immédiat de l'intervention s'est donc maintenu depuis trente mois.

OBSERVATION XX (Poirier) (2).

Homme, soixante-six ans. Névralgie faciale gauche ayant débuté en 1897. Douleur intense et contractures réalisant le « tic douloureux ». Les accès durent de quelques secondes à cinq minutes, et sont séparés par des accalmies de deux trois, quatre jours. La résection du rebord alvéolaire et du nerf maxillaire supérieur a été pratiquée sans résultat appréciable.

Le 20 juin 1905, le ganglion cervical supérieur est arraché après section du cordon sympathique à 1 centimètre au-dessous de lui.

Résultat immédiat : le malade passe une nuit calme ; le lendemain on constate que l'œil gauche est injecté, que la pupille est contractée, que quelques gouttes de sang sortent par les narines. Ces phénomènes s'atténuent peu à peu. Encore quelques crises avortées, très supportables. Puis le calme s'établit jusqu'au 30 octobre, où se reproduisent quelques accès douloureux, pendant une heure.

Aucune douleur ne s'est manifestée depuis.

OBSERVATION XXI (Poirier) (3)

Femme. Névralgie faciale. L'opération conduite comme d'habitude, ne fait pas découvrir le ganglion, mais seulement

(1) *Bull. et Mém. de la Soc. de Chir. de Paris.*, t. XXXI, 1905, n° 29 du 24 octobre.

(2) *Ibid.*, t. XXXI, 1905, n° 29 du 24 octobre.

(3) *Ibid.*, même date.

un cordon nerveux à la place habituelle du sympathique. On pratique la section de ce cordon.

Les suites immédiates sont favorables ; l'œil est injecté, la pupille rétrécie ; les crises sont modifiées et atténuées pendant un mois. Mais depuis (l'intervention date de trois mois), les crises sont redevenues aussi violentes qu'avant et la malade présente une faiblesse et une raucité de la voix, par paralysie de la corde vocale gauche (que M. Poirier déclare ne pouvoir expliquer).

OBSERVATION XXII (P. Delbet) (1).

Homme. Névralgie faciale. Le malade avait déjà subi l'arrachement des nerfs sus- et sous-orbitaires. Le 8 octobre 1901, résection du ganglion de Gasser ; mais, par suite de difficultés opératoires, le ganglion fut incomplètement enlevé.

La névralgie fut cependant complètement guérie. Mais au bout de huit mois, les douleurs reparurent et reprirent leur intensité primitive. Ce retour est-il dû à ce que l'opération avait d'incomplet ? Cela n'est pas certain, car les douleurs reparurent même dans le domaine du nerf maxillaire inférieur, dont la portion ganglionnaire avait été sûrement enlevée.

Le 12 août 1902, résection du ganglion cervical supérieur.

Le résultat immédiat fut nul (comme cela arrive quelquefois) pendant douze jours. Puis les douleurs subirent des alternatives de diminution et de recrudescence. En septembre, les accès spontanés ont disparu ; la mastication réveille des crises douloureuses. Le 15 octobre, les douleurs deviennent sourdes et très légères. Actuellement, l'amélioration se maintient. Dans une note, le malade précise que ses douleurs,

(1) *Bull. et Mém. de la Soc. de Ch. de Paris.*, t. XXXI, 1903, n° 27, du 1er août.

bien diminuées, le font souffrir un, deux ou trois mois, puis le laissent tranquille un mois ou deux, alternativement.

Depuis deux mois et demi, il suit un traitement radio-thérapique, et toute douleur a disparu,

En somme, grande amélioration durant depuis trois ans.

OBSERVATION XXIII (P. Delbet) (1).

Homme, cinquante ans. Névralgie faciale droite datant de neuf ans et s'accompagnant de contractures et de larmoie-ment.

En 1902, double opération (Guinard), dont on constate actuellement deux cicatrices, l'une au niveau du trou sous-orbitaire, l'autre allant du bord inférieur de l'oreille à 2 centimètres en arrière du pli naso-génien. Résultat : plus de douleurs, mais légère parésie faciale, commissure droite un peu abaissée.

Après quelques mois, les douleurs reparaissent.

Le 26 août 1904, résection du ganglion cervical supérieur.

Les jours suivants, à droite, vaso-dilatation nette de la face et de l'oreille, myosis notable, léger rétrécissement de la fente palpébrale sans troubles de la vision, tachycardie (112 pulsations), sans élévation de température, diminuant peu à peu et cédant au bout de huit jours. L'amélioration est immédiate. Mais à la fin de septembre et au commencement d'octobre il y a une rechute passagère, comme cela se produit fréquemment.

En juin 1905, dix mois environ après l'intervention, on ne constate plus de douleurs. Le myosis et le rétrécissement palpébral persistent, mais légers.

(1) *Bulletins et Mémoires de la Société de Chir. de Paris*, t. XXXI, 1905, n° 27, du 1er août.

OBSERVATION XXIV (P. Delbet) (1)

Homme vigoureux. Névralgie faciale; accès toutes les deux ou trois minutes, s'accompagnant de contractures ; congestion de la conjonctive.

Résection du nerf sous-orbitaire et du nerf maxillaire inférieur le 10 octobre 1902 (Potherat). Depuis, un peu de parésie de la face. Soulagement complet durant vingt mois. Mais les douleurs sont revenues depuis trois mois.

Le 1er septembre 1904, résection du ganglion cervical supérieur.

A la suite de cette opération, la congestion conjonctivale paraît diminuée, on constate un myosis accentué. Pas de tachycardie. Dès le troisième jour, diminution des douleurs.

Par une lettre du 7 juin 1905, soit neuf mois après l'opération, le malade indique qu'il n'a plus que quelques petites crises rares et bénignes.

OBSERVATION XXV (Cavazzani) (2)

Giuseppe dall' O..., vingt-sept ans, de Venise. Constitution un peu faible, lymphatique. Il y a sept ans, débuta chez ce malade une névralgie dentaire pour laquelle on a extrait les dix molaires droites. Depuis un an et demi, il souffre d'une névralgie faciale intense. Les traitements médicaux, l'électricité, l'extraction de racines dentaires, la résection du rebord alvéolaire du maxillaire supérieur ont été mis en usage sans résultat.

On constate que les sillons de la moitié droite de la face

(1) *Bulletins et Mémoires de la Société de Chir. de Paris*, t. XXXI, 1905, n° 27, du 1er août.

(2) *Rivista Venete di Scienze mediche*, 15 février 1900, cité in th. de Termier, obs. XXVII ; *Trav. de Neur. chirurg.*, 1901., n° 2.

(côté malade) sont moins apparents que ceux de la moitié gauche. Les douleurs s'accompagnent de rougeur vive du côté droit de la face et de spasmes des muscles de ce côté. Pas de perte de connaissance.

Le 27 novembre 1899, Cavazzani pratique la résection du ganglion supérieur du sympathique.

Les douleurs disparaissent pendant trente-six heures ; reviennent, mais moins violentes, puis diminuent progressivement et arrivent à disparaître seize jours après l'intervention. Guérison.

Fin avril 1901, dix-sept mois après l'opération, le malade était resté indemne de toute récidive.

OBSERVATION XXVI (Cavazzani) (1).

Thérésa J..., quarante-trois ans. Mariée. pluripare, de constitution saine, toujours bien portante, sauf quelques fièvres paludéennes.

Il y a trois ans, elle prit un rhume avec frissons suivis de fièvre. D'atroces douleurs survinrent dans la fosse temporale gauche et persistèrent jusqu'au lendemain. La fièvre cessa ; mais les douleurs revinrent par accès, qui au début duraient de vingt-quatre à quarante-huit heures, à des intervalles de trente à soixante jours. Puis il devinrent de plus en plus fréquents ; la douleur était tantôt supportable, tantôt violente, et s'accompagnait de rougeur à la tempe, de vomissements, de photophobie. Elle se limitait à la fosse temporale gauche, mais s'irradiait parfois à la troisième molaire supérieure. Parfois la pression était douloureuse au trou sous-orbitaire. Pas de larmoiement ni de tic.

Les médicaments, les sangsues, l'électricité n'eurent pas de résultat.

(1) *Trav. de Neur. chir.*, 1901, n° 2.

Le 22 décembre 1900, résection du ganglion cervical supérieur. Du deuxième au huitième jour, exacerbation des douleurs; puis elles diminuent, la guérison est complète le 19 janvier 1901. La malade sort. Elle est restée guérie, à fin avril 1901.

OBSERVATON XXVII (Cavazzani) (1).

Femme, soixante-sept ans. Névralgie du trijumeau droit. Cette affection a débuté il y a trois ans et résiste à tout traitement.

Résection du ganglion cervical supérieur.

Les douleurs diminuent progressivement pendant deux mois. Au bout de ce temps elles cessent définitivement.

Six mois après l'opération, la guérison s'est maintenue.

Nous ne dirons rien du *Manuel opératoire* (2); il est classique. L'application de la sympathicectomie au traitement de la névralgie faciale n'y introduit aucune modification particulière. Il est cependant un point à signaler. C'est que l'on doit ici plus qu'ailleurs réséquer le ganglion cervical supérieur et non se contenter d'une simple section du tronc sympathique (3). Ceci par analogie avec les résections des nerfs et pour prévenir la possibilité d'une régénération qui compromettrait le résultat de l'intervention.

C'est de ce résultat que nous allons nous occuper.

(1) *Trav. de Neur. chir.*, 1902, n° 2.

(2) M. Jaboulay, *Lyon médical*, 1899, I. Herbet, thèse Paris, 1900. Chipault: *Chirurgie opératoire du système nerveux*, t. II.

(3) Chipault, *Trav. de Neur. chir.*, 1901, I.

CHAPITRE III

RÉSULTATS. — VALEUR THÉRAPEUTIQUE
DE LA SYMPATHICECTOMIE

Avant d'étudier les résultats obtenus par la résection du ganglion cervical supérieur du grand sympathique, notons, comme premiers avantages de cette opération, son pronostic bénin et sa facilité. Sur ce dernier point cependant Poirier (1) signale un cas (obs. XXI) où le ganglion, malgré une longue et minutieuse recherche, ne put être découvert ; mais ce fait est exceptionnel.

Nous ne voulons que brièvement rappeler ici les troubles vaso-moteurs, oculo-pupillaires qui suivent l'opération ; on peut les constater sur les différentes régions de la moitié de la face du côté où a porté l'intervention.

La diminution de la fente palpébrale est un phénomène très fréquent, mais sa durée est variable ; alors qu'elle cesse en général au bout de quelques jours, Delbet l'a vue persister, dans un cas, dix mois après l'intervention (obs. XXIII), mais très peu accentuée.

(1) *Bull. et Mém. de la Soc. de Chir. de Paris*, t. XXXI, n° 29, du 24 octobre 1905.

Dans le même cas, il en fut de même pour le myosis ; celui-ci est presque constant après sympathicectomie, mais d'une durée habituellement plus réduite que dans ce cas exceptionnel. Il n'est pas rare qu'il soit bilatéral (obs. IX) ; alors il est plus marqué du côté opéré.

Avec les précédentes manifestations coïncide souvent le retrait du globe oculaire, persistant assez longtemps (quinze jours dans l'obs. II ; obs. IX). On a noté aussi une diminution inconstante (1) de la pression intra-oculaire.

La congestion de la conjonctive suit généralement l'opération ; elle peut être augmentée quand elle préexistait chez le malade. Cependant elle paraissait au contraire diminuée dans un cas de Delbet (obs. XXIV).

La moitié de la face est d'une façon assez constante, le siège d'une vaso-dilatation plus ou moins manifeste qui peut s'étendre à l'oreille (obs. XXIII). Outre la coloration qui en résulte, on peut constater un œdème léger (obs. II), de la bouffissure (obs. IX).

Poirier signale un cas où quelques gouttes de sang s'écoulèrent par les narines (obs. XX).

La douleur peut laisser à sa place une sensation de chaleur aux gencives (Chipault. obs. XI, quarante-huit heures après l'opération), ou un engourdissement (obs. VII).

M. Jaboulay a vu se produire deux fois après sym-

---

(1) BURGHARD : Three cases in wich the superior cervical ganglion was removed, *British medical Journal*, 20 octobre 1900.

CHIPAULT, *Trav. de Neur. chir.*, 1901, 1, 3, 4.

pathicectomie une douleur assez vive au niveau de la nuque et de la région occipitale (obs. II); elle cesse après quelques jours. Signalons également, mais comme tout à fait rare, un trouble de la vision, que nous avons constaté une fois (obs. X), persistant un mois après l'opération.

En faisant remarquer que la plupart de ces phénomènes sont de nature vaso-motrice, nous nous bornerons à dire qu'ils s'expliquent par le trouble que subit le régime circulatoire, du fait de la suppression de l'innervation sympathique. Mais il n'est pas sans intérêt de considérer que ces accidents débutent avant la sédation de la douleur névralgique, diminuent et disparaissent assez rapidement, tandis que l'amélioration, dont nous allons parler, suit au contraire une marche croissante après un début plus tardif; on est donc amené à conclure que le résultat thérapeutique de l'intervention ne peut vraisemblablement être attribué à des modifications circulatoires (1).

Nous étudierons d'abord les améliorations immédiates, à peu près constantes après l'opération, puis les résultats éloignés, constatés chez les malades revus après un certain nombre de mois ou même des années.

L'amélioration ou la guérison n'est pas immédiate. Elle peut débuter très rapidement : dans un cas de Chipault, la guérison fut obtenue en quarante-huit heures (obs. XI); dans un cas de Delbet, une grande

(1) M. le professeur JABOULAY.

amélioration se produisit en trois jours (obs. XXIV),
Mais en général, elle n'est obtenue qu'en une période
moyenne de quinze jours environ (obs. II, VI, VII,
VIII, IX, XXII). Exceptionnellement, ce délai peut
être de beaucoup augmenté (deux mois, obs. IX).

L'amélioration est progressive. Généralement, en
effet, elle n'atteint son degré maximum qu'après
avoir laissé la place à quelques manifestations névral-
giques d'intensité et de fréquence progressivement
décroissantes (obs. VI, XIX, XX). Cependant il peut
y avoir exacerbation transitoire (obs. XXVI). Les
crises spontanées disparaissent les premières. Les
crises provoquées par la mastication (obs. IX, XXII)
ou toute autre irritation extérieure résistent plus
longtemps. Enfin, il n'est pas rare de voir une
rechute passagère (les six observations de Chipault,
XI à XVI, obs. XXIII). Même, pour Chipault (1),
« presque toutes les interventions sur le sympathique dont le résultat doit être définitivement favorable sont suivies, après un mieux immédiat, d'une
rechute passagère qui constitue, pour ainsi dire, le
cachet particulier de leur effet thérapeutique ».

Les deux considérations précédentes : délai et
progressivité de l'amélioration, sont de nature à faire
accepter l'hypothèse émise par M. Jaboulay, que le
résultat thérapeutique est dû à l'atrophie qui se
produit à la longue sur les différentes parties du trijumeau après sympathicectomie (2).

---

(1) CHIPAULT, *Tr. de Neur. chir.*, 1901, 3-4.
(2) M. JABOULAY. CAVAZZANI, *Tr. de Neur. chir.*, 1901, n° 2.

Pour conclure, quelle que soit la marche de l'amé-. lioration, elle n'a fait défaut que dans un cas (obs. XVIII), sur les vingt-sept que nous relatons. Ce chiffre correspondrait à une proportion d'environ 96,3 p. 100 de succès. Mais il convient de ne l'accep-. ter que sous réserves, en remarquant même qu'il s'applique seulement aux améliorations que nous avons nommées immédiates.

En effet, la proportion n'est plus aussi favorable quand on examine les malades à des époques plus distantes de l'opération. Mais disons tout de suite que les résultats éloignés dont nous avons eu con- naissance sont loin de contredire les résultats pri- mitifs.

Ils concernent des malades de Chipault, Poirier, Delbet, Cavazzani, et ceux des opérés de M. Jaboulay sur lesquels nous avons pu nous procurer des rensei- gnements par une récente enquête personnelle.

Chez dix malades revus ainsi, de dix-sept mois à six ans et neuf mois après l'opération, nous cons- tatons :

4 guérisons (obs. IX, XI, XII, XXV), soit. . . . 40 p. 100.
4 améliorations (obs. I, VII, XIX, XXII), soit. . 40 p. 100.
2 récidives (obs. VI, XIII), soit . . . . 20 p. 100.

soit une proportion totale de 80 p. 100 de résultats favorables.

Tous ces résultats immédiats et éloignés, ont été consignés dans le tableau suivant, où les observa- tions sont présentées dans l'ordre de succession chronologique des opérations.

	AUTEURS	DATE	SEXE	AGE	ANAMNESTIQUES	RÉSULTATS IMMÉDIATS	RÉSULTATS ÉLOIGNÉS
1 (Obs. I).	JABOULAY.	22 févr. 1899	H.	60	Début il y a 3 ans.	G. en 3 semaines.	G., 1 an 1/2. A. décroissante persistant 6 ans et 9 mois après l'opération.
2 (Obs. V).	—	9 août 1899	H.	71	Début, 2 ans. Sect. du n. sous-orb. avec la rés. du g.c. sup.	G. en 10 jours.	G. constatée 10 mois après l'opération.
3 (Obs. IV).	—	26 oct. 1899	H.	43	Début 10 ans. Elong. des n. sus et sous-orb. et lacr. (1897), N. Rés. gang. de Meckel. Récidive.	A.	A. constatée 8 mois après.
4 (Obs. III).	—	16 nov. 1899	H.	74	Début, 30 ans. Sec. des n. sus et sous-orb. (1880-81). Récidive. Tic douloureux.	A.	A. constatée 7 mois après.
5 (Obs. XXV).	CAVAZZANI.	27 nov. 1899	H.	27	Début n. dentaire, 7 ans. Début n. facial, 1 an 1/2. Extrac. dent. Resect. rebord alvéol.	G. en 16 jours.	G. constatée 17 mois après.
6 (Obs. VI).	JABOULAY.	24 mars 1900	F.	37	Début, 3 ans. Extrac. dent. Elong. arrach. des n. sus et sous-orb. et dent. inf., N.	A. en 15 jours, non durable.	N. constaté 5 ans et 8 mois après opér.
7 (Obs. II).	—	2 avril 1900	H.	59	Début, 4 ans 1/2. Elong. des n. sus et sous-orb. (1896). Récidive 13 mois après.	G. en 15 jours durant 3 mois.	Récidive (?). Mort 6 mois ap. opér.
8 (Obs. XI).	CHIPAULT.	avril 1900	H.	60	Début, 3 ans.	G. en 48 heures. Rechute de 1 mois.	G. persistant 5 a. 1/2 après opér.
9 (Obs. VIII).	JABOULAY.	12 mai 1900	H.	66	Début, 15 ans Sec. du n. sous-orb. (1892). Récid. ap. 1 an. Extirp. du n dent. inf. (1893). Rec. ap. quelques mois. Rés. intra-cran. n. max. inf. Récid. après 3 ans.	G. en 15 jours.	"
(Obs. VII).	—	18 mai 1900	F.	51	Début, 5 ans. Név. trifaciale	A. Persistance du point mentonnier.	A (avec alternatives), persist du p ment. constatées 5 a. 1/2 après l'opér.

11 (Obs. XVII).	DELAGÉNIÈRE.	11 juin 1900	F.	39	Début, plus de 10 ans. Rés. du n. buccal avec la rés. du g. c. sup.	G., puis rechute.	A. progressive constatée 9 mois après.
12 (Obs. XII).	CHIPAULT.	1900	»		»	G., rechute passag.	G. 18 m. et 2 a. 1/2 ap.
13 (Obs. XIII).	—	1900	»		»	G. —	G. 17 m., puis récid.
14 (Obs. XVIII).	DELAGÉNIÈRE.	18 sept. 1900	F.	78	Début, 12 ans. Rés. de l'auric. temp. et excision du n. buc. avec la résect. g. c. s. Après récid., rés. du n. sous-orb.	A. passagère, N. 6 mois après.	»
15 (Obs. IX).	JABOULAY.	20 oct. 1900	H.	63	Début, 4 ans. Paludisme.	N. pend. 2 m., puis G.	G. 17 mois. Mort.
16 (Obs. XXVI).	CAVAZZANI.	22 déc. 1900	F.	43	Début, 3 ans. Paludisme.	G. en 1 mois.	G. constat. 5 m. ap.
17 (Obs. XXVII)	—	1901	F.	67	Début, 3 ans.	A. progressive en 2 mois, puis G.	G. constatée 6 mois après l'opération.
18 (Obs. XXII).	DELBET.	12 août 1902	H.		Arrach. des n. sus et sous-orb. Rés. du gang. Gasser (1901) incomplète. Récid. ap. 8 m.	A. après 12 jours, puis alternatives.	A. durant depuis 3 ans.
19 (Obs. XIX).	POIRIER.	16 déc. 1902	H.	53	Début, 7 ans. Forme à longues rémissions. Tic douloureux.	A. progress. persistant après 6 mois.	A. persistant 2 a. 1/2 après l'opération.
20 (Obs. XIV).	CHIPAULT.	1903	»		Rés. intra-cran. des 3 br., 1 an 1/2 avant, sans résultat.	G., rechute passag.	G. persiste 2 ans après l'opération.
21 (Obs. XV).	—	1903	»		Extirp. dent. inf. Réc. ap. 6 m.	G. —	G. —
22 (Obs. XXIII).	DELBET.	26 août 1904	H.	50	Début, 9 ans. Sec. du sous-orb. (1902). Réc.	A. —	G. 10 mois après.
23 (Obs. XXIV).	—	1er sept. 1904	H.		Rés. n. sous-orb. et n. max. inf. (1902). Rémis. de 20 m.	A. au 3e jour.	A. 9 mois après.
24 (Obs. XX).	POIRIER.	20 juin 1905	H.	66	Début, 8 ans. Tic doul. Rés. du rebord alvéolaire et du n. max. sup. sans résultat.	A. immédiate, puis quelques crises.	»
25 (Obs. XXI).	—	1905 (?)	F.		Rés. douteuse du sympathique	A. pendant 1 mois, N. 3 mois après.	»
26 (Obs. X).	JABOULAY.	12 oct. 1905	F.	54	Début, 2 ans. Epilepsie depuis 10 ans.	G. immédiate, constatée 1 m. après de la névralgie (et de l'épilepsie).	»
27 (Obs. XVI)	CHIPAULT.	1905 (?)	»		»	G., rechute passag.	»

A. = amélioration ; G. = guérison ; N. = résultat nul.

Ces résultats sont des plus encourageants. Ils viennent confirmer les considérations théoriques que nous avons développées dans la première partie de ce travail, en vue de justifier l'intervention sur le sympathique dans la névralgie faciale.

Et cependant l'efficacité de cette intervention, si elle est à peu près constante, n'est pas absolue. A quoi devons-nous attribuer cette inégalité des résultats d'une opération pratiquée toujours de la même façon, sur le même point de l'organisme? Peut-être à la cause inconnue du syndrôme névralgie faciale : troubles vasculaires ou plus probablement lésion nerveuse, peut-être au siège de cette lésion : on conçoit, en effet, que dans certains cas ce siège puisse être un point tel du système nerveux central qu'il soit à l'abri de l'influence trophique du ganglion cervical supérieur. Quoi qu'il en soit, nous n'avons pas sur ce sujet de connaissances suffisantes pour en tirer une indication.

On a cherché, d'autre part, à préjuger du résultat de l'intervention par le plus ou moins d'ancienneté de la névralgie (1). Chez les malades notés comme guéris ou très améliorés, elle est cependant bien variable : trois ans (obs. I), cinq ans (obs. VII), quatre ans (obs. IX), trente-trois ans (obs. XI), sept ans (obs. XIX), neuf ans (obs. XXIII), sept ans (obs. XXV), et dans les cas défavorables le début n'est pas toujours éloigné (trois ans, obs. VI). — Ces désaccords ne permettent guère de dire que la résection du ganglion

---

(1) DELBET, *Bull. et M. de la Société de Chir.*, de P. t. XXXI, n° 27 du 1ᵉʳ août 1905.

cervical supérieur sera d'autant plus efficace qu'elle sera plus précoce.

En résumé, nous avons vu que ses avantages sont indéniables ; mais faut-il dire qu'elle devra être proposée systématiquement dans tous les cas de névralgie faciale ?

CHAPITRE IV

COMPARAISON DE LA SYMPATHICECTOMIE AVEC LES AUTRES
TRAITEMENTS CHIRURGICAUX DE LA NÉVRALGIE FACIALE

Nous ne pensons pas que cette pratique systéma-
tique soit à conseiller. Et nous croyons qu'il faut
chercher dans des données particulières les indications de l'opération.

Il nous paraît d'abord qu'il y a lieu de faire avec le
plus grand soin dans les antécédents héréditaires ou
personnels du malade, dans les affections et lésions
qu'il peut présenter, la recherche de la cause première
de la névralgie faciale ; si cette cause peut être
reconnue, un traitement rationnel et approprié aura
raison à la fois de l'origine de la névralgie, et par
suite de la névralgie elle-même, ici purement sympto-
matique.

Mais le plus souvent la cause est inconnue, et nous
nous trouvons en face de névralgies dites essentielles.
Rappelons-nous alors les cas bénins que nous avons
distingués au début de cette étude. La thérapeutique
médicale permet d'obtenir des succès dans un grand

nombre de ces cas peu graves ou du moins une sédation suffisante de la douleur. Dès lors, le bénéfice d'une intervention chirurgicale serait au plus égal à celui de la médication, plus facilement applicable. Et c'est une nouvelle classe de faits morbides où la sympathicectomie d'emblée est contre-indiquée.

Même lorsque la thérapeutique médicale ne donne pas de résultats satisfaisants, l'indication de la résection du ganglion cervical supérieur est-elle nettement posée ? Il est vrai que dans les cas de névralgie faciale limitée à une partie seulement des branches du trijumeau, les sections ou mieux les résections des nerfs périphériques méritent d'être employées ; elles s'adressent en effet bien nettement, sinon à la cause de la douleur, du moins au siège qu'on peut lui supposer. On peut en dire autant des opérations portant sur les trois branches du trijumeau dans leur portion extra-crânienne. Toutes fournissent d'ailleurs une certaine proportion de succès immédiats. En particulier la thèse de Janvier (1) indique sur cinquante et un cas de résection du nerf maxillaire supérieur. quarante et une guérisons et dix récidives. Cette statistique paraît optimiste, et quel que soit le procédé employé, la récidive est presque de règle. Des cas tels que celui cité par G. de Rouville (2) (guérison constatée six ans et neuf mois après résection du nerf maxillaire supérieur) sont exceptionnels.

---

(1) Thèse de E. JANVIER (Paris 1904, citée p. Potherat. *Bulletins et Mémoires de la Société de Chir. de Paris*, t. XXXI nᵘ 8, 7 mars 1905.

(2) *Bulletins et Mémoires de la Société de Chir. de Paris*, t. XXXI, n° 9, du 15 mars 1905.

La combinaison des résections des branches périphériques avec la sympathicectomie a été proposée
et effectuée (1). Delagénière indique la résection du
nerf atteint comme procédé curatif, et celle du ganglion cervical supérieur pour empêcher l'extension
de la névralgie à d'autres branches du trijumeau. Dans
deux cas sur trois, le résultat fut satisfaisant.

Ce sont les cas de récidive et les cas graves ou
diffus (nous entendons par là ceux qui portent sur
tout le tr' umeau) qui nous occuperont davantage. Il
est évident que, dans les derniers, la nécessité de
multiples résections nerveuses ôte à ces opérations le
caractère de simplicité qui fait le principal avantage
de chacune d'elles. Mentionnons aussi les inconvénients que présentent plusieurs cicatrices très
exposées à la vue par leur situation sur les différentes
régions de la face ; l'importance de l'esthétique ne
doit pas être exagérée, mais elle existe, et le chirur-
gien ne s'en désintéresse pas complètement. Les
résections de certains nerfs par la voie intra-buccale
n'ont d'ailleurs pas l'inconvénient que nous signalons.
Mais il est à considérer aussi que toute section faite
pour rechercher un des filets périphériques du trijumeau atteindra à peu près sûrement quelques-unes
des nombreuses ramifications du facial ; on aura
produit ainsi, outre l'anesthésie, une parésie, peu
étendue en général, mais qui pourrait être d'autant
plus marquée qu'on aurait fait un plus grand

____

(1) M. Jaboulay (obs. V) ; H. Delagénière (obs. XVII, XVIII), *Trav.
de Neur. chir.*, 1901, n° 2.

nombre d'incisions (1) (V. notamment, in observations XXIII et XXIV, les résultats d'interventions antérieures à la sympathicectomie.)

La résection du ganglion cervical supérieur est préférable aux excisions périphériques dans les cas diffus que nous venons d'examiner. Ses résultats sont plus certains (2) ; la cicatrice unique est rendue moins visible par sa position ; pas de parésie faciale ; ses inconvénients les plus constants sont, nous l'avons vu, un myosis sans fâcheuse conséquence pour la vision, et un rétrécissement peu appréciable de la fente palpébrale.

Quant à l'indication de l'intervention sympathique dans les cas récidivés, on comprend, d'après l'étude anatomique et des dégénérescences que nous avons esquissées plus haut, qu'on a par cette opération le moyen de faire dégénérer le plus grand nombre possible des fibres sympathiques du trijumeau.

Reste à examiner ce que vaut cette intervention, comparée aux opérations qu'on a pratiquées sur le trijumeau lui-même, ses trois grandes branches à leur naissance, ou le ganglion de Gasser, dans les cas les plus graves et les plus rebelles de névralgie faciale.

Ces opérations sont plus difficiles que les précé-

(1) DELBET, *Bulletins et Mémoires de la Société de Chir. de Paris*, t. XXXI, n° 27, du 1er août 1905.

(2) Cependant dans un cas (obs. VII), le point mentonnier a persisté et persiste encore cinq ans et demi après l'intervention. Chipault signale aussi ce fait (*Trav. de Neur. chir.*, 1901, n° 3 - 4). N'y aurait-il pas là une indication de la résection combinée du sympathique et des nerfs périphériques dont nous avons parlé?

dentes et d'un pronostic plus grave ; la gravité des résections intra-crâniennes des branches du trijumeau et de la gasserectomie est notable ; elle s'explique par les délabrements nécessités et par la proximité des centres nerveux supérieurs, qui rend redoutables les moindres chances d'infection. Pour P. Delbet, la gasserectomie est « peut-être l'opération la plus grave de la chirurgie actuelle (1) » ; il cite à l'appui de cette assertion les statistiques suivantes :

W. Keen et Lloyd réunissent 112 cas, avec une mortalité de 20,5 p. 100 ; d'après Krause : sur 33 résections par le procédé de Rose, 7 morts, soit 21,2 p. 100 ; sur 128 résections par son procédé, 21 morts, soit 15 p. 100. D'autres auteurs n'hésitent pas à attribuer à la gasserectomie une mortalité de 25 p. 100 (2).

L'innocuité de la sympathicectomie est un puissant argument en faveur de son emploi, en face d'une aussi considérable mortalité de l'opération rivale. Aucune de nos 27 observations ne relate de suites graves ; il en est de même dans une série de 39 cas de chirurgie du sympathique cervical présentée par Chipault (3).

Ces considérations font qu'avant de recourir à une opération aussi grave que la gasserectomie, on devra

(1) *Bull. et Mém. de la Soc. de Chir. de Paris*, t. XXXI, n° 27, du 1ᵉʳ août 1905.

(2) Rapport d'un cas de Chipault in *Riforma medica*, 1900, vol. 2, p. 572.

(3) *Trav. de Neur. chir.*, 1901, n° 1, 3 - 4.

penser à la résection si bénigne du ganglion cervical supérieur, dont l'efficacité nous paraît maintenant suffisamment établie. La première intervention semble ne devoir être proposée qu'en désespoir de cause, quand la seconde a échoué. Mais nous doutons qu'elle donne alors un meilleur résultat. C'est l'avis de M. le professeur Jaboulay. Et M. le Dr Chipault conclut ainsi une note (1) qu'il veut bien nous communiquer : « Je persiste à considérer la résection du sympathique cervical dans la névralgie faciale comme la meilleure opération proposée contre cette affection ; elle est sans danger, sans incidents post-opératoires. C'est la plus intéressante des applications de la Chirurgie du sympathique ».

(1) Inédite.

CONCLUSIONS

La résection du sympathique cervical contre les névralgies de la face, proposée pour la première fois par M. le professeur Jaboulay en 1898, a été pratiquée, à notre connaissance, une trentaine de fois.

D'après les vingt-sept observations que nous avons pu recueillir et les résultats déjà éloignés de plusieurs d'entre elles, nous pouvons conclure :

La sympathicectomie donne, dans les névralgies graves de la face, des résultats supérieurs à ceux de la résection du ganglion de Gasser, dont personne ne nie l'incontestable gravité. Elle se recommande donc, de préférence à cette dernière intervention, dans les cas où celle-ci paraît indiquée.

Le premier soin du médecin en présence d'une névralgie de la face est toujours de rechercher la cause alvéolaire, sinusienne, syphilitique ou paludéenne pour diriger un traitement causal approprié.

Dans les névralgies essentielles, on peut commencer par les sections simples des branches périphériques après échec du traitement médical.

Mais dans les névralgies diffuses de tout le trijumeau, ou en cas de récidive, il conviendra de songer à la section du sympathique, avant de s'adresser à des opérations aussi graves, aussi meurtrières que les interventions intra-crâniennes.

On peut également associer la sympathicectomie aux névrotomies périphériques.

BIBLIOGRAPHIE

BURGHARD. — Three cases in wich the superior cervical ganglion of the sympathetic was removed, with remarks upon the operation. *British medical Journal*, 20 octobre 1900.

CAVAZZANI. — *Rivista Venete di Scienze mediche*, 15 février 1900.

— *Tr. de Neur. chir.*, 1901, n° 2.

CHIPAULT (A.). — Chirurgie opératoire du système nerveux.

— *Académie de Médecine*, 19 mai 1900.

— Sur une série de 39 cas de chirurgie du sympathique cervical, dont 3 pour névralgie faciale. *Tr. de Neur. chir.*, 1901, nᵒˢ 1, 3, 4.

DELAGÉNIÈRE (H.). — De la résection du grand sympathique cervical pour névralgie faciale rebelle. *Tr. de Neur. chir.*, 1901, n° 2.

DELBET (P.). — De la résection du grand sympathique dans la névralgie faciale. *Bull. et Mém. de la Soc. de Chir. de Paris*, t. XXXI, 1905, n° 27, du 1ᵉʳ août.

GAUTHIER. — *Province Médicale*, 20 avril 1901, p. 189.

HERBET. — Le sympathique cervical, étude anatomique et chirurgicale. Thèse de Paris, 1900.

HŒBEN. — Over een centrum oculo-spinale. Utrecht, 1896.

HUET. — Conséquences pour le système nerveux central de l'ablation du ganglion supérieur du sympathique cervical, Amsterdam, 1898.

JABOULAY. — *Lyon Médical*, 1899, vol. I II, III.

— Chirurgie du sympathique.

JANVIER (E.). — Thèse de Paris, 1904, citée par Potherat, in *Bull. et Mém. de la Soc. de Chir. de Paris*, t. XXXI, 1905, n° 8, du 7 mars.

Mislawsky et Elinson. — *Soc. de Biologie*, 1896.

Morat et Doyon. — *C. R. Acad. des Sciences*, 12 juillet 1897.

Nottebaum. — Sur la dégénérescence secondaire du sympathique cervical, th. Marbourg, 1897.

Poirier. — *Bull. et Mém. de la Soc. de Chir. de Paris*, t. XXIX, 1903, n° 26, p. 769 ; t. XXXI, 1905, n° 29, 24 octobre.

— *Riforma medica*, 1900, vol. 2, p. 572.

Soulié (A.). — Système nerveux, in *Traité d'Anatomie humaine*, de Poirier.

Termier (J.). — Nouvelles interventions sur le sympathique dans les névralgies. *Archives Provinciales de chirurgie*, 1899.

— Contribution à l'étude de la chirurgie du sympathique dans les névralgies et syndrômes douloureux. [Thèse de Lyon, 1900.

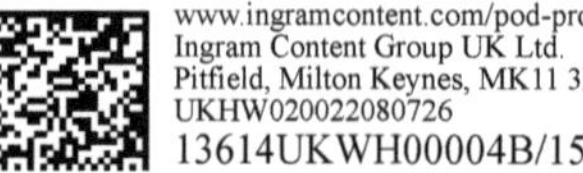

9 782019 289584